Ludwig Aschoff

Über die Wirkungen des Sonnenlichtes auf den Menschen

Verone

Ludwig Aschoff

Über die Wirkungen des Sonnenlichtes auf den Menschen

1st Edition | ISBN: 978-9-92500-082-1

Place of Publication: Nikosia, Cyprus

Erscheinungsjahr: 2016

TP Verone Publishing House Ltd.

Nachdruck des Originals von 1908.

Sehr geehrte Anwesende!

Dass alles organische Leben auf unserer Erde nur den Strahlen der Sonne seine Fortdauer verdankt, ist eine allen bekannte Erfahrung. Halb bewusst, halb unbewusst haben die Naturvölker diese gewaltige Wirkung des Sonnenlichtes in den verschiedenen Formen der religiösen Verehrung, welche der Sonne zuteil wurde, zum Ausdruck zu bringen versucht. Auch wir alle beobachten die belebende Wirkung des Tages und des Sonnenlichtes nicht nur an der uns umgebenden Natur, an dem Erwachen des Vogelgesangs und der Eröffnung der Blütenkelche, an der Bewegung der Pflanzen, sondern empfinden dieselbe auch an unserem eigenen Körper und sehen sie sich wiederspiegeln in der froheren Stimmung unserer Psyche. Aber dieses Sonnenlicht, welches anscheinend das Leben in der Natur nur fördert, das Wachstum beschleunigt, die schlafende Natur zum Erwachen bringt, kann auch schädigende, zerstörende, ja totbringende Wirkungen entfalten. Gerade diese schädlichen Wirkungen interessieren den Pathologen besonders, und wenn ich mit diesen vielfach bekannten Erscheinungen beginne, so geschieht es deswegen, weil sie besonders eingehend studiert sind und ihre Kenntnisse uns erst einen Einblick in die allgemein empfundenen und beobachteten, in ihrem Wesen aber noch sehr rätselhaften, wohltuenden und heilenden

Wirkungen des Lichtes gegönnt haben. Schon das Altertum hat die schädlichen Wirkungen und die krankheitserregenden Eigenschaften des Sonnenlichtes bis zu einem gewissen Umfange erkannt. Jedem Laien ist das störende Hervortreten der Sommersprossen zur Genüge bekannt. Um diesen oft so entstellenden Veränderungen der Gesichtshaut zu entgehen, haben schon die alten Ärzte, wie Celsus, die Anwendung bestimmt gefärbter Schleier oder gefärbter Salben während der Sommermonate vorgeschrieben. Und für die Krankheiten, die das Nervensystem stark in Mitleidenschaft ziehen, wie z. B. den Typhus, hat die Schule der Methodiker die schädlichen erregenden Einflüsse des grellen Tageslichtes durch geeignete Verdunkelung der Zimmer wohl zu verhüten vermocht.

Aber diese soeben erwähnten kleinen Schönheitsfehler, welche das Sonnenlicht der empfindlichen Haut in der Zeit des Sommers aufdrückt, sind gering zu schätzen gegenüber den schweren Veränderungen, welche viele von uns, die ohne genügenden Schutz die Schneeflächen des Hochgebirges und die Gletscher passierten, genügsam am eigenen Leibe erfahren konnten. Der sogenannte Gletscherbrand, das Erythema solare, ist nichts anderes als eine typische echte Entzündung der Haut an denjenigen Stellen, welche unbekleidet dem Sonnenlicht ausgesetzt werden und äussert sich in schmerzhaften Schwellungen der betr. Teile, die anfangs lebhaft gerötet, sehr heiss sich anfühlen und mit starker Schuppenbildung zur Norm zurückzukehren pflegen.

Wie kommt nun diese Wirkung des Lichtes zustande?

Ehe wir in diese Untersuchungen eintreten, müssen wir unser Thema noch genauer umschreiben und uns fragen, was wir unter Sonnenlicht als Quelle der Krankheit und der heilenden Wirkungen verstehen wollen: Der Physiker

definiert bekanntermassen das Licht als elektro-magnetische
Schwingungen des Äthers. Diese elektro-magnetischen
Schwingungen besitzen die allerverschiedensten Wellenlängen; und nur eine bestimmte Gruppe von Schwingungen,
nämlich diejenigen, welche bei ihrem Auftreffen auf unsere
Netzhaut eine Lichtempfindung auslösen, werden im engeren
Sinne als Lichtstrahlen bezeichnet, und es ist ja allen bekannt, dass sich dieses Strahlengemisch durch ein Prisma
in seine einzelnen Bestandteile, d. h. in die Lichtstrahlen
der verschiedenen Wellenlängen zerlegen lässt, welche von
dem roten Ende des Spektrums beginnend an dem violetten
Ende desselben endigen. Es ist aber auch bekannt, dass in
dem Sonnenlicht zahlreiche Strahlen vorhanden sind, welche
von unserm Auge nicht wahrgenommen werden und welche
jenseits des roten und jenseits des violetten liegen und als
ultrarote und als ultraviolette Strahlen bezeichnet werden.
Diese elektro-magnetischen Schwingungen des Äthers, seien
sie für unser Auge sichtbar oder nicht, lösen nun bei ihrem
Auftreffen auf Atome Störungen in den Schwingungen der
Atome oder der mit ihnen verketteten Elektronen aus, und
diese Schwingungsstörungen äussern sich entweder in der
Produktion von Wärme oder in chemischen oder elektrischen
Vorgängen. Der Effekt der Strahlen hängt nicht nur von
der Wellenlänge derselben, sondern auch von der Zu-
sammensetzung des von den Strahlen getroffenen Körpers
ab, und dieselbe Strahlengattung kann an dem einen Körper
elektrische, an dem andern chemische, an dem dritten
Wärmeprozesse auslösen, und alle drei sind mehr oder
weniger eng miteinander verknüpft. Da nun die roten,
bezw. ultraroten Strahlen bei der Mehrzahl der beobachteten Körper vorwiegend Wärmeproduktion veranlassen,
die violetten und ultravioletten vorwiegend chemische Pro-

zesse, so hat man sich daran gewöhnt, von roten oder
Wärmestrahlen und violetten oder chemischen Strahlen zu
sprechen. Da nun im Sonnenlicht beide Strahlengattungen
vertreten sind, so fragt es sich, welcher von den beiden
die oben erwähnten eigenartigen Folgen auf die Haut des
Menschen zugeschrieben werden müssen.

Die Erfahrung unserer Nordpolfahrer und Alpinisten
spricht gegen die Annahme, dass etwa eine stärkere Erhitzung der Haut durch die Wärmestrahlen die Ursache
jener eigenartigen Entzündung sein könne. Auch ist
es eine bekannte Tatsache, dass Bäcker, Heizer und
Glasbläser, welche rotglühenden Strahlungsquellen reichlich ausgesetzt sind, keine derartigen Hautentzündungen
aufweisen, dass aber umgekehrt Personen, welche sich
starken elektrischen Lichtquellen ungeschützt nähern, an
ganz ähnlichen Haut- und, wie ich schon erwähnen will,
Augenentzündungen erkranken, wie es von den Alpinisten her bekannt ist. Auf experimentellem Wege hat
zuerst H a m m e r und später der leider so früh ver-
storbene dänische Forscher F i n s s e n gezeigt, dass eine
elektrische Lichtquelle, welche sehr reich an ultravioletten
Strahlen ist, eine äusserst intensive Wirkung auf die Haut
ausübt, selbst wenn die Wirkung der Wärmestrahlen durch
zwischengeschaltetes Wasser mehr oder weniger aufgehoben ist.

Nachdem einmal festgestellt war, dass gerade die violetten und ultravioletten Strahlen in einer bestimmten
Konzentration die eigenartigen Entzündungserscheinungen
der Haut auslösen, die sich von den Verbrennungen durch
die Wärmestrahlen vor allem dadurch unterscheiden, dass
sie nicht sofort auftreten, sondern erst 12 bis 24 Stunden
nach Einwirkung der schädlichen Lichtquellen, lag es

nahe, auch die bekannten Veränderungen, welche die Haut
während der Sommermonate, besonders aber bei Gletschertouren und Polarfahrten erleidet, auf die stärkere An-
wesenheit ultravioletter Strahlen in dem Tageslicht, bezw.
Sonnenlicht zurückzuführen. Je höher die Temperatur
einer Flamme ist, um so reicher pflegt sie an ultravioletten
Strahlen zu sein und bei der gewaltigen Temperatur, die
wir dem Sonnenball zuschreiben müssen, wäre zu erwarten,
dass nicht nur eine sehr reichliche Menge von Wärmestrahlen, sondern auch eine gewaltige Menge der schädlichen ultravioletten Strahlen die Erdoberfläche erreicht.
Indessen wird ein sehr grosser Teil der ultravioletten Strahlung durch die atmosphärische Hülle, welche unsern Erd-
ball umgibt, absorbiert und nur ein kleiner Bruchteil ge-
langt gewöhnlich bis zur Erdoberfläche. Je niedriger die
Sonne steht, um so grösser ist natürlich der Weg, den
diese Strahlen durch die Atmosphäre zurückzulegen haben,
um so grösser daher auch die Absorption, und so erklärt
sich auch die vorwiegende Rotfärbung der Sonnenscheibe
beim Aufgang und Niedergang des Gestirns. Je höher
dagegen die Sonne steht, um so kürzer der Weg, um so
mehr werden die Strahlen die Erdoberfläche an einem
bestimmten Punkte erreichen. Da nun für uns die Sonne
im Sommer am höchsten steht, so ist es auch begreiflich,
dass wir immer im Sommer viel mehr ultraviolette Strahlen
im Sonnenlicht empfangen. Erheben wir uns aber über
die Erdoberfläche, sei es im Luftballon oder im Gebirge
zu Höhen von 3000 oder 4000 Metern oder noch höher,
so empfangen wir auch dort ein Licht, welches noch keine
so starke Absorption durch die besonders an der Erdoberfläche viel dichtere Atmosphäre erlitten hat und daher
gleichfalls überreich an ultravioletten Strahlen ist. Dazu

kommt aber noch, dass die Lichtstrahlen von den Schnee- und
Eisflächen der Gletscher sehr stark reflektiert werden und
bei dieser Reflektion nach Angabe einiger Forscher noch eine
weitere Umwandlung in kürzerwellige, d. h. noch stärker
chemisch wirkende Strahlen erfahren. Daraus erklärt sich,
dass bei derartigen Gletschertouren die unbedeckten Körper-
stellen nicht nur gegen das einfallende, sondern auch das
reflektierte Licht des Schnees geschützt werden müssen.
Je staubfreier und reiner eine Atmosphäre ist, um so reicher
wird ihr Licht an ultravioletten Strahlen, und die trockene
staubfreie Luft der Polargegend ist wohl mit ein Grund
für die dort beobachteten starken Erscheinungen des Erythema solare.

Wie nun im einzelnen diese ultravioletten Strahlen die
eigenartigen Veränderungen der Haut bewirken, lässt sich
natürlich nur an anatomischen Substraten genauer ver-
folgen. Die regelmässig eintretende Veränderung, die wir
ja auch an uns selbst während der Sommermonate be-
merken können, ist die stärkere Zunahme der Hautfarbe.
Wir werden zwar im Gegensatz zu den gefärbten Rassen
als die weisse Rasse bezeichnet, in Wirklichkeit ist aber
unsere Haut, wenn auch sehr schwach, gefärbt und zwar
durch ein ganz ähnliches Pigment, wie es sich bei den
gefärbten Rassen nur in viel stärkerer Ausbreitung findet.
Dieses Pigment ist in Gestalt allerfeinster, nur bei ganz
starker mikroskopischer Vergrösserung sichtbarer Körnchen
in die unteren Zellreihen der sogenannten Epithelschicht
der Haut eingelagert, und es ist bemerkenswert, dass dieses
Pigment förmliche kleine, die Kerne der Zellen kuppen-
förmig bedeckende Halbmonde bildet, sodass man den
Eindruck gewinnt, als wenn ein förmliches Schutzdach
gegen die Sonnenstrahlen durch die Haut hindurch aus-

gespannt wäre. Ausserdem finden sich in der menschlichen
Haut, in der sogenannten Bindegewebsschicht, noch ver-
einzelte stark verästelte Zellen, welche ebenfalls in ihrem
Zellleib und seinen Ausläufern zahlreiche feine, gelbe Pig-
mentkörner tragen. Es ist sehr wahrscheinlich, dass die
pigmentierten Epithelzellen in das anliegende Bindegewebe
einwandern und dort zu diesen Pigmentzellen, den sogenannten Chromatophoren werden. Unter dem Einfluss des
ultravioletten Lichtes vermehrt sich nun nicht nur die
Masse der Pigmentkörnchen in den epithelialen Zellen,
sondern es findet auch eine Vermehrung der Chromatophoren im Bindegewebe statt. Welche Bedeutung diese
Pigmentvermehrung hat, ist nicht ohne weiteres zu ent-
scheiden, jedoch sprechen viele Umstände dafür, dass es
sich um eine Art Schutzstoff gegen die Einwirkungen des
ultravioletten Lichtes handelt, indem dasselbe von den gefärbten Körnchen aufgefangen und in irgend einer Weise
verarbeitet wird. Dass in der Tat dem Pigment eine derartige Wirkung zukommt, geht daraus hervor, dass die mit
Sommersprossen behafteten Personen bei Gletschertouren
nur dort eine Entzündung der Haut bekommen, wo sich
keine Sommersprossen befinden. Die Sommersprossen selbst
sind aber nichts anderes als eine stärkere Anhäufung von
Pigment in den Epithelzellen und eine besondere Anhäufung
von Chromatophoren. Es handelt sich förmlich um die
Einlagerung kleiner Pigmentschilde in die Haut, welche
nun die darunterliegenden Gewebe vor der Einwirkung
der ultravioletten Strahlen geschützt haben. Wenn also
unsere Haut im Sommer dunkelt und die Sommersprossen
stärker hervortreten, so müssen wir das als eine Art Schutz-
reaktion des Körpers nur dankbar begrüssen.

Eine weitere interessante Tatsache, welche darauf hindeutet, dass das Pigment einen Schutz gegen bestimmte Lichtstrahlen darstellt, ist die Erscheinung des sogenannten Buchweizen-Exanthems bei den Rindern. Schon frühzeitig hat man die Beobachtung gemacht, dass Rindvieh, welches während des Winters mit Buchweizen gefüttert worden war, zu der Zeit, wo es wieder auf die Weide getrieben wurde, an denjenigen Stellen der Haut, welche ungefärbt oder schwach gefärbt waren, einen blasenförmigen Ausschlag erhielten, während Tiere, die im dunkeln Stall verblieben, gar keine Krankheit aufwiesen.

Allerdings ist mit der Auffassung als Schutzstoff die Frage nach der Bedeutung der Hautpigmente nicht erschöpft. Es ist auch denkbar, dass die Pigmentierung, wie es für die Retinazellen des Auges bekannt ist, reflektorisch den Körper beeinflussen und Lichtrezeptionsorgane darstellen. Bei wirbellosen Tieren sind solche Uebertragungen auf das Nervensystem bekannt, indem man durch Beleuchtung solcher Flecke Muskelerregungen auslösen konnte. Hertel konnte zeigen, dass Bestrahlung des freigelegten Bauchstranges eines Regenwurms mit blauen und gelben Strahlen keinen Effekt hatte, dass aber die Bestrahlung des von Pigmentkörnchen reichlich durchsetzten Bauchstranges von Sipunculus nudus lebhafte Bewegungen auslöste. Bei höher organisierten Tieren, insbesondere den Menschen, fehlt uns bis jetzt jeder Beweis einer solchen Energieübertragung. Ferner wäre daran zu denken, dass das Hautpigment eine Art Abfallsprodukt wäre, welches bei der intensiven Bestrahlung durch erhöhte Verbrennung entstehe. So hat man sich früher die schwarze Färbung der Neger zu erklären versucht. Obwohl dieser Gedanke von der Hand zu weisen ist, möchte ich darauf hindeuten, dass in den tiefergelegenen Organen des Menschen, in den

Leberzellen, an den Herzmuskelfasern, den Ganglienzellen, den Zellen der Nebenniere, des Hodens mit zunehmendem Alter regelmässig Pigmente auftreten, welche denen der Haut ähnlich sind und die man bisher als Schlackenbildung, als Abnutzungsprodukt aufgefasst hat. Ob diesen fast regelmässig um den Kern gelagerten Pigmentkörnern eine besondere Schutzwirkung zukommt, ist noch ganz unbekannt. Für die Haut scheint mir die Schutzwirkung das wichtigste zu sein und die tiefe Färbung der äquatorialen Bevölkerung ist wohl in erster Linie als eine durch die Belichtung bedingte Anpassung im Sinne grösserer Schutzwirkung anzusehen. Ein Vergleich mit der Pigmentierung niederer Tiere, bei welchen reflektorisch durch Seh- und Tastorgane und durch die Wärme die Hautfarbe indirekt in verschiedenster Richtung beeinflusst werden kann, wie z. B. den Tintenfischen und dem Chamäleon, ist für höhere Tiere nicht durchzuführen. Solche vom Licht unabhängige stärkere Pigmentierung der Haut beim Menschen ist, von Entzündungen derselben abgesehen, nur unter besonderen Umständen, z. B. bei der Schwangerschaft oder bei Erkrankungen der Nebennieren beobachtet worden.

Eine zweite Veränderung, welche die violetten Strahlen hervorrufen, insbesondere wenn sie in grösserer Intensität die Haut treffen, ist die Rötung und Schwellung derselben, die wir als Entzündung bezeichnen.

Diese Rötung ist nun auch nichts anderes als ein, allerdings mit Schmerzen verbundenes, Schutzmittel gegen weitere Wirkungen der violetten Strahlen; denn es hat sich gezeigt, dass der Blutfarbstoff, der sich in den Blutkörperchen befindet, eine besondere Absorptionskraft für diese ultravioletten Strahlen besitzt. Je stärker daher die Gefässe der oberflächlichen Hautschichten mit Blut gefüllt werden, um so mehr wird das unterliegende Gewebe geschützt. Dieser Schutz geht aber nur bis zu einem gewissen Grade und erstreckt sich vor allem nicht auf die über dem Gefässnetz gelegenen Schichten. Schliesslich werden daher die Gewebszellen und insbesondere die Gefässwandungen bei genügender Bestrahlung schwer geschädigt. Es kommt zu einer Ausschwitzung von Blutwasser aus den mit Blut gefüllten Gefässen, welche in die geschädigten Zellschichten eindringen und dieselben als Blasen abheben. Das sind die stärkeren Formen des sogenannten Erythema solare.

Neben diesen relativ harmlosen Entzündungszuständen der Haut, welche durch die ultravioletten Strahlen des Sonnenlichtes ausgelöst werden, gibt es nun aber Beobachtungen, welche für manche Personen schon das gewöhnliche Tageslicht als direkte Krankheits- oder Todesursache erscheinen lassen. So gibt es Menschen mit anscheinend gut pigmentirter Haut, die aber gegen Lichtstrahlen so empfindlich sind, dass schon der Aufenthalt im gewöhnlichen Tageslicht, ja der Aufenthalt im Zimmer in der Nähe der Fenster genügt, um auf der Haut ähnliche oder gar stärkere Entzündungen mit Knötchen- und Bläschenbildungen zu erzeugen, wie wir sie sonst nur bei dem Gletscherbrand beobachten (Hidroa aestiva). Auch die Schleimhäute des Auges können an diesen Entzündungen teilnehmen. In den Wintermonaten treten die Erscheinungen zurück oder verschwinden ganz, um mit dem Frühling und Sommer in alter Weise wiederzukehren. Der Gedanke liegt nahe, dass gewisse Erkrankungen der Augenschleimhäute, welche besonders im Frühling eintreten, wie der sogen. Frühlingskatarrh, auf eine solche Reizung durch das Sonnenlicht zurückgeführt werden können. Indessen haben sorgfältige Untersuchungen der hiesigen Augenklinik derartige Annahmen noch nicht bestätigt. Warum diese betr. Personen so äusserst empfindlich gegen das gewöhnliche Tageslicht sind, sodass sie nur noch abends und in der Nacht in das Freie gehen können, ist vorläufig unaufgeklärt.

Indessen gibt es eine bestimmte Erkrankung des Menschen, bei der wir ähnlich wie beim Buchweizenexanthem der Rinder daran denken müssen, dass ein bestimmter Giftstoff die Haut für die Lichtstrahlen besonders empfindlich gemacht hat; es ist dies die Pellagra, die sogen. rauhe Haut, eine besonders in Oberitalien, letzthin aber auch in Südtyrol vielfach beobachtete und daselbst lebhaft fortschreitende Intoxikationskrankheit, welche mit schweren Schädigungen des Nervensystems und mit einer allmählichen Abnahme der geistigen Kräfte einhergeht, und dadurch ausgezeichnet ist, dass die Kranken regelmässig in den Sommermonaten, wenn sie auf dem Feld zu tun haben und sich dem Sonnenlicht aussetzen, eigentümliche flechtenartige, schuppende Erkrankungen der Haut bekommen, die im Winter wieder zurückgehen, um endlich vollkommen stationär zu bleiben. Der Giftstoff, welcher die Haut gegen das Sonnenlicht so empfindlich macht, wird nun unzweifelhaft mit dem Mais in den Körper aufgenommen, jedoch wissen wir bis heute nicht, in welcher Weise der Giftstoff in dem Mais ensteht und müssen uns mit der Erkenntnis begnügen, dass unreifer oder schlecht gehaltener, vielleicht durch Schimmelpilze zersetzter Mais die Erkrankung gerade bei der armen Bevölkerung, die nahezu ausschliesslich von dem Mais lebt, hervorruft.

Wenn nun bei der Pellagra eine gewisse Unterlage für die Empfindlichkeit der Haut in der Annahme eines Vergiftungsprozesses derselben, welcher ähnlich wie das Eosin die photographische Platte so hier die Haut sensibilisiert, besteht, so gibt es endlich Fälle, in denen von einer solchen vorausgegangenen Vergiftung gar keine Rede ist und trotzdem das Sonnenlicht eine geradezu zerstörende Wirkung auf die menschliche Haut ausübt.

Das sind die unheimlichen Fälle von dem sogenannten Xeroderma pigmentosum, einer Krankheit, die sich meist schon im jugendlichen Alter einstellt und welche zunächst durch das Auftreten grösserer pigmentierter Flecke und pigmentierter Warzen an der Gesichtshaut und sonstigen Körperteilen gekennzeichnet ist. Diese Pigmentflecke und Pigmentwarzen, wie sie in kleineren oder grösseren Exemplaren jeder von uns an seinem Körper herumträgt, sind nun in Wirklichkeit nichts anderes als ganz kleine Geschwülste, entstanden durch eine abnorme Wucherung der Pigmentzellen der Oberhaut, welche in die Bindegewebshaut schon vor der Geburt hineingewachsen sind oder nach der Geburt hineinwachsen und nach einer bestimmten Zeit ihr Wachstum beendigen. Während nun gewöhnlich diese Pigmentmäler und Warzen unter dem Einfluss des Sonnenlichtes nur ganz geringfügige Veränderungen, eine stärkere Pigmentierung erfahren und nur sehr selten bei älteren Personen unter dem Einfluss besonderer traumatischer Reize, wie etwa wiederholtem Einschneiden mit dem Rasiermesser, oder Druck der Kleidung, oder Kratzen mit dem Nagel zu einer bösartigen Geschwulst, einem sogenannten schwarzen Krebs werden, sehen wir bei einzelnen jugendlichen Individuen schon unter dem Einfluss des gewöhnlichen Tageslichtes diese Pigmentflecke und Warzen sich allmählich vergrössern und trotz aller Sorgfalt in krebsige Geschwülste übergehen, wenn dem Tageslicht der Zutritt zu der Haut gewährt wird. Da eine derartige hermetische Abschliessung der Individuen natürlich nicht durchführbar ist, so gehen fast alle diese

Fälle hoffnungslos an diesem Krebsleiden und indirekt an dem Sonnenlicht zugrunde. Das merkwürdige ist, dass diese Erkrankung mehrfach Geschwister betroffen hat, wohl ein Hinweis dafür, dass diese krankhafte Empfindlichkeit der Haut angeboren sein muss.

Eine ähnliche Erkrankung wird auch im höheren Alter gelegentlich bei jenen Leuten beobachtet, welche ausserordentlich lange den Einflüssen des Lichtes und der Witterung ausgesetzt sind, nämlich bei den Seeleuten. sodass man diese Veränderung auch als Seemannshaut oder Seemannskrebs bezeichnet hat.

Auf einen andern merkwürdigen Einfluss des Lichtes, der weniger in einer krankheitserregenden als in einer heilungsverzögernden Richtung sich kund gibt, hat Finssen die Aufmerksamkeit gelenkt. Es war schon im Mittelalter in Europa und ist auch heute noch in China, Japan und andern Orten Sitte, die Pockenkranken in rote Tücher einzuschlagen oder sie in Zimmern zu halten, welche ganz mit roten Tüchern ausgeschlagen waren. Finssen glaubt nun in der Tat, dass unter dem Einfluss des roten Lichtes und bei Ausschaltung der blau-violetten Strahlen die Pockenkrankheit sehr viel glatter verläuft und keine Vereiterung der Pusteln oder starke Narbenbildung eintritt, wie wir sie bei Kranken, die unter Tageslicht gehalten sind, zu beobachten pflegen. Die bisher aufgestellte Statistik ist nicht gross genug, um hierüber ein Urteil zu fällen.

Neben diesen Beobachtungen bei Menschen und Tieren sind nun auch für die Pflanzen und niedrigsten Lebewesen, die Bakterien, schädigende Wirkungen des ultravioletten Lichtes beobachtet worden. Von Interesse ist schon die Frage, warum die Pflanzenblätter vorwiegend grün gefärbt sind. Dieser grüne Farbstoff, das sogenannte Chlorophyll dient bekanntermassen zur Absorption bestimmter Lichtstrahlen, welche in der Pflanzenzelle selbst in andere Energieformen übergehen. Nach den Ausführungen von Stahl erklärt sich die Tatsache, dass von dem Chlorophyll einmal die roten und anderseits gerade die blauvioletten Strahlen absorbiert, die gelbgrünen aber durchgelassen werden, aus dem Umstande, dass unser gewöhnliches Tageslicht bei hohem Sonnenstand und klarer Atmosphäre überreich an dunklen Wärmestrahlen wird, die Blätter auch von allen Seiten dunkle Wärmestrahlen empfangen, welche nun durch das in den Pflanzen enthaltene Wasser genügend absorbiert werden, um einen besonderen Absorptionsstoff, der höchstens zu viel Wärme aufspeichern würde, unnötig zu machen. Die sichtbaren Strahlen von rot bis violett können auf direktem Wege oder reflektiert zu den Pflanzen gelangen. Bei dem direkten Weg durch die Atmosphäre werden aber die blauvioletten Strahlen stärker zerstreut und die rotgelben treten in den Vordergrund. Bei der Reflektion am Himmelsgewölbe erhalten gerade die blauvioletten Strahlen das Uebergewicht. Beiden Strahlengattungen gegenüber treten die grünen Strahlen im Himmelslicht zurück und der gelbgrüne Chlorophyll-Farbstoff erweist sich als die passende Complementärfarbe und Absorptionsstoff für die beiden wichtigsten, constanten, im diffusen Tageslicht vorkommenden Strahlen Dass ein zuviel an ultravioletten Strahlen auch bei den Pflanzen lähmende oder gar tötende Wirkungen ausüben kann, hat besonders Hertel in sorgfältiger Weise mit Hülfe des Spektrums einer Magnesiumlampe gezeigt. Er liess ultraviolette Strahlen von bestimmter Wellenlänge auf Blättchen von Elodea canadensis auffallen und beobachtete dieselben gleichzeitig mikroskopisch und fand nun, dass nach wenigen Minuten eine sehr deutliche Verlangsamung der Protoplasmaströmung der Pflanzenzellen statt hatte. Sehr bemerkenswert war die entgegengesetzte, man möchte sagen belebende Wirkung des gelben Lichtes, welches von der für die mikroskopische Untersuchung benötigten Glühlampe ausging.

Dass auch bei den niedrigsten Tieren, den Protozoen und Bakterien, eine intensive Belichtung mit ultravioletten Strahlen eine sehr erhebliche Schädigung des Protoplasmas und bei genügend langer Zeitdauer eine vollständige Abtötung bedingen kann, ist eine nicht nur durch das Experiment, sondern vor allem auch durch die Beobachtungen in der Natur festgestellte Tatsache. Da unser gewöhnliches Tageslicht allerdings nicht genügend reich an ultravioletten Strahlen ist, so wird eine Abtötung von Mikroorganismen nur bei besonders starker Besonnung oder nach starker und genügend lange dauernder Besonnung eintreten können, wobei freilich die Austrocknung durch die Wärmestrahlen einen nicht zu unterschätzenden Faktor spielt. Die Frage, wie weit etwa grössere Epidemien, z. B. der Influenza, der Lungenentzündung, der Halsentzündung, auf eine durchschnittlich zu geringe Besonnung der Erdoberfläche während der Sommermonate und dadurch bedingte zu geringfügige Abtötung pathogener Mikroorganismen zurückgeführt werden können, harrt noch der Lösung. Man hat aber in der Tat die grossen Influenza-Epidemien damit erklären wollen, dass in den vorausgegangenen Sommermonaten die Sonnenscheindauer ungewöhnlich kurz gewesen ist.

Interessante Versuche der letzten Jahre haben nun gezeigt, dass auch dem gewöhnlichen Tageslichte bezw. Sonnenlichte eine sehr erhöhte abtötende Wirkung auf

niedere Organismen verliehen werden kann, wenn man der
Flüssigkeit oder dem Medium, in welchem sich die betr.
Organismen bewegen, fluoreszierende Substanzen, z. B. das
Eosin, hinzufügt. Eine im gewöhnlichen Wasser befind-
liche Kultur von Paramaecien kann ohne Schaden für längere
Zeit dem Sonnenlicht ausgesetzt werden, während dieselbe
Kultur nach Beimischung von geringen Eosinmengen unter
dem Einfluss der Lichtstrahlen in kurzer Zeit abstirbt.
Dass tatsächlich das Licht allein diese Wirkung hervor-
ruft, und zwar mit Hülfe der fluoreszierenden Substanz,
geht daraus hervor, dass Eosinkulturen, die im Dunkeln
aufbewahrt werden, nur ein sehr langsames Absterben der
Paramaecien erkennen lassen und dass andererseits durch
Vorschieben eines Eosinfilters vor die Eosinmischkultur
die Einwirkung des Tageslichtes aufgehoben werden kann.
Die Wirkung muss also darauf zurückgeführt werden, dass
der Eosinfarbstoff bestimmte Strahlen des Sonnenlichtes,
welche an und für sich für die Paramaecien ungefährlich
sind, in eine Energieform umwandelt, welche direkt oder
indirekt die Paramaecien tötet. Nach den Untersuchungen
von Straub handelt es sich dabei um die Bildung von
Peroxyden, und diese Sauerstoffverbindung bedingt sozu-
sagen eine abnorme Verbrennung der von dem Eosin durch-
tränkten niederen Organismen.

Wir haben bis jetzt nur die sichtbaren oder doch leicht
nachweisbaren Schädigungen des menschlichen Organismus
durch die chemischen Strahlen des Sonnenlichtes kennen
gelernt, und es erhebt sich natürlich die Frage, wie weit
diesen Strahlen nun auch eine Tiefenwirkung auf den
Organismus, d. h. auf die inneren Organe desselben zukommt. Dabei ist vor allem zu berücksichtigen, dass die
kurzwelligen, chemisch wirkenden Strahlen nach allen Be-

obachtungen schon in der Epidermis und den obersten
Hautschichten und zwar, wie schon früher gesagt, durch
das Pigment einerseits, durch das Blutgefässnetz anderseits absorbiert werden. Nur die gelben und roten Strahlen
dringen tiefer in die Gewebsschichten ein. Die direkte
Abtötung der Gewebe durch die ultravioletten Strahlen
lässt sich gewöhnlich nur bis zu einer Tiefe von $1/2$ mm
nachweisen; daher ist wohl auch eine direkte Wirkung
der ultravioletten Strahlen auf die inneren Organe, wie
die Leber, die Nieren etc. ausgeschlossen. Doch kämen
noch Veränderungen des Blutes, welches ja die bestrahlten
Hautpartien in grosser Menge durchfliesst, in Betracht.
Es ist ja zweifellos, dass die von dem Blut in der Haut
absorbierten ultravioletten Strahlen in irgend eine andere
Energieform umgewandelt werden müssen und es fragt
sich nur, ob wir für dieselbe bereits irgend welche Nach-
weise erbringen können. In dieser Beziehung liegen nun
interessante Beobachtungen von Schlaepfer vor, welcher
nachweisen konnte, dass Blut und bluthaltiges Gewebe,
welches der Wirkung ultravioletter Strahlen ausgesetzt
war, eine erhöhte Photoaktivität erhielt, d. h. reichlich
photographisch wirksame Strahlen aussandte. Welcher
Natur diese Strahlen sind, ist sehr schwer zu bestimmen,
und wie diese Strahlen auf die inneren Organe wirken,
ist vorläufig gar nicht zu sagen. Nur ist bemerkenswert,
dass bei weissen Kaninchen das Blut nach einer bestimmten
Beleuchtungsdauer eine viel grössere Photoaktivität zeigte
als bei den gewöhnlichen grau gefärbten Kaninchen, indem
eben eine grössere Menge von Strahlen infolge des Mangels
an Pigment in die Hautschicht eindrang.

Untersuchungen von Hasselbach haben ferner gezeigt, dass bei starker ultravioletter Bestrahlung der Blut-

farbstoff, welcher ja der Träger des Sauerstoffs ist, der allen Organen zugeführt werden muss, bei dem in den Kapillaren herrschenden Partialdruck sich stärker mit O verbindet, und er glaubt, dass dadurch eine Erschwerung der Abgabe des O an die Gewebe und eine Verlangsamung der Oxydation die Folge ist. Hasselbach geht soweit, die Frühjahrsmattigkeit, die Schläfrigkeit nach einem intensiven Lichtbade mit dieser abnormen Sauerstoffbildung unter dem Einflusse des Lichtes in Verbindung zu bringen. Auch die häufig bei Tieren zu findende Umscheidung der Blutgefässe mit Pigmentzellen fasst er als Schutz gegen zu starke Blutbelichtung auf.

Von anderer direkter Einwirkung des Sonnenlichtes ist uns nichts sicheres bekannt.

Noch wäre zu erwägen, ob nicht die früher erwähnten Hautveränderungen, insbesondere die langandauernde Blutüberfüllung oder auch die Blutveränderungen in den durchströmten Hautbezirken selbst irgend wie reflektorisch auf den Organismus Einfluss gewinnen. Auch in dieser Beziehung sind die Untersuchungen von Hasselbach sehr bemerkenswert, insofern er zeigen konnte, dass nach einem kräftigen Lichtbad die Zahl der Atemzüge sinkt, eine Erscheinung, die mehrere Tage andauern kann, dass gleichzeitig die Tiefe der Atemzüge zunimmt, dass ferner der Blutdruck um ca. 8% herabgeht und sich für längere Zeit auf dieser Tiefe erhält, dass schliesslich die psychische Stimmung angenehm erregt wird. Nach seinen Beobachtungen werden diese Folgen erst ausgelöst durch die Hautgefässveränderung und sind im wesentlichen durch die Blutableitung nach der Haut und die erleichterte Durchströmung der Hautblutgefässe zurückzuführen. Zu ähnlichen Resultaten ist auch Lenkei gekommen. Er konnte

die wichtige Tatsache feststellen, dass die Zahl der roten
und weissen Blutkörperchen nach intensiver Sonnenbestrah-
lung in allen untersuchten Gefässpartien erheblich ansteigt.
Wie weit es sich um absolute Vermehrung oder eine
scheinbare durch Eindickung des Blutes handelt, ist noch
unentschieden. Solche Eindickung des Blutes wäre bei
dem gleichzeitig im Sonnenbad eintretenden Schwitzen wohl
zu erwarten, wird aber von anderer Seite geleugnet. Nur die
fleischigen Gewebe trocknen ein, nicht das Blut selbst.

Dabei kommen wir zu der Frage, welcher Einfluss denn
den gelben und roten und ultraroten Wärmestrahlen zukommt, mit denen wir uns bisher noch garnicht beschäftigt
haben, ob auch sie gelegentlich einen schädigenden Einfluss auf den menschlichen Organismus ausüben können.
Da die Wärmestrahlen im Körper absorbiert werden, so
würden sie eine dauernde Temperatursteigerung des Menschen hervorrufen, wenn derselbe nicht die Fähigkeit be-
sässe, seine Temperatur stets innerhalb bestimmter Grenzen
zu halten. Dies geschieht einmal durch chemische Regu-
lation (Verminderung der Oxidationsvorgänge im Körper,
z. B. absichtlich durch Vermeidung aller körperlicher Bewegung) vor allem aber auf physikalischem Wege, durch
stärkere Abgabe von Wärme, durch Strahlung, durch Verdunstung des stärker sezernierten Schweisses und ver-
mehrter Abgabe von Wasser durch die Lungen. Je intensiver die Wärmestrahlung wird, umso stärker arbeiten die
physikalischen Faktoren. Selbstverständlich übt indirekt
die starke Schweissbildung auf die Blutfülle der Haut,
auf den Wasser- und Salzgehalt der Gewebe, auf das Herz
und schliesslich auch auf den Stoffwechsel eine Wirkung
aus. Leider fehlen bis heute ganz gesicherte Daten über
die Beeinflussung des Gesamtstoffwechsels durch Wärme-

strahlen einerseits, chemische Strahlen andererseits, da beide
schwer zu trennen sind und andere Faktoren, wie Bewegung, Wachen, Denkarbeit, Schlaf, Luftbewegung, Luft-
druck, von den Augen ausgehende Reflexe störend in die
Untersuchungen eingreifen. Jedenfalls ist es verständlich,
dass lange Einwirkung wärmender Strahlen durch profuse
Schweissbildung, besonders bei ungenügender Wasserzufuhr
einen erschöpfenden Einfluss auf das Herz und Gefäss-
system ausüben kann.

Wird nun die Wärmeausstrahlung des menschlichen
Körpers durch starke Erwärmung der umgebenden Luft
erschwert und kommt dazu noch ein besonderer Feuchtig-
keitsgehalt der Luft, welcher die Verdunstung des Schweiss-
wassers an der Hautoberfläche verhindert, so tritt eine
bedenkliche, ja gelegentlich totbringende Wärmestauung
in dem menschlichen Organismus ein, die zu den bekannten
Bildern des sogenannten Hitzschlages führt, insbesondere
bei solchen Personen, die, wie die Soldaten auf dem Marsche,
stärkere Muskelbewegungen ausführen müssen und dadurch eine Erhitzung des Körpers bewirken.

Neben dieser mehr allgemeinen Wirkung der Wärme
der Sonnenstrahlen kommt diesen unter bestimmten Ver-
hältnissen auch eine lokale schädigende Wirkung zu. Ich
habe bereits früher ausgeführt, dass im Gegensatz zu den
blauvioletten Strahlen die Tiefenwirkung der rotgelben
Strahlen eine viel intensivere ist. Bei den gelben Strahlen
hat man noch Wirkungen bis zu 5 und 6 cm Tiefe' beobachtet. Trifft nun ein Licht, welches sehr reich an Wärmestrahlen ist, wie z. B. das Licht der Tropensonne, unbe-
deckte Körperteile und wird es nicht durch die Zwischen-
schaltung von Pigment oder durch die besondere Struktu-
rierung der Haut, grössere Dicke, stärkere Talgbildung,

stärkere Schweisssekretion, in seiner Wärmewirkung ge-
schwächt, so kann eine Erhitzung tiefer gelegener Teile
zustande kommen, welche sich z. B. an dem Zentralnerven-
system in bedenklicher Weise fühlbar machen kann. So
sehen wir nicht selten bei Europäern, die sich mit un-
bedecktem Haupte der grellen Tropensonne aussetzen, die
Erscheinungen des sogenannten Sonnensticht eintreten.
Hier liegt nicht eine Erhitzung oder Erschöpfung des Ge-
samtkörpers, sondern eine direkte Schädigung des Gehirns
und besonders des verlängerten Markes durch die auf den
Kopf und Nacken auftreffenden Wärmestrahlen vor.

So gut wir nun in der Lage sind, bestimmte gröbere
krankhafte Veränderungen des Organismus auf bestimmte
Strahlen zurückzuführen, so wenig wissen wir über die feineren
Vorgänge, unter welchen die oft zu beobachtende Besserung
irgendwelcher Leiden unter dem Einflusse des Sonnenlichtes
zustande kommt, und nur die Erfahrung kann uns vorläufig
bei der Auswahl der Krankheiten und der Art der Anwendung des Sonnenlichtes leiten. Gerade weil die wissen-
schaftliche Medizin für die Anwendung ihrer Heilmethoden
die möglichst genaue Kenntnis ihrer Wirkungen, wie sie
durch das Tierexperiment sichergestellt werden können,
und ihre genaue Dosirbarkeit voraussetzt, hat sie sich
ohne Zweifel zum Schaden ihrer selbst vielfach von der
Anwendung solcher Mittel zurückgehalten, deren heilende
Wirkungen zwar durch die Beobachtung nahegelegt, die
aber in ihren einzelnen wirksamen Faktoren mit Hülfe
unserer modernen physikalisch-chemischen Untersuchungs-
methoden am lebenden Organismus nicht genügend ge-
klärt und nicht in genügend messbaren Dosen, wie andere
Arzneimittel, verabreicht werden konnten ; dazu gehören fast
alle jene Mittel, welche als sogenannte Naturheilmethoden in

der neueren Zeit wieder sehr weite Verbreitung finden.
Alle diese Methoden sind der Schulmedizin schon deswegen
bekannt, weil dieselbe die Geschichte ihrer Disziplin genügend studiert hat, um zu wissen, wie je nach dem Stand
wissenschaftlicher Erkenntnis, insbesondere aber auch nach
der Art der neuen Schädlichkeiten, welche jede neue Kultur-
periode für die Menschen mit sich bringt, die Auswahl zwischen
den von der Natur gegebenen Heilmitteln – und dazu gehören
alle — getroffen worden ist. Lässt sich doch leicht nachweisen, dass unter anderen die Schule der Methodiker,
deren Begründer Asklepiades um das Jahr 100 v. Chr. in
Rom lebte, die Bäderkuren, die diätetischen Kuren, die
Massagekuren u. s. f. sehr genau studiert und gekannt
und für ihre Patienten nutzbar gemacht hat. Was wir von
den Wirkungen des Lichtes auf den gesunden Menschen
wissen, habe ich oben auseinandergesetzt. Für das Licht
gilt dasselbe wie für alle andern Arzneimittel. In starken
Dosen wirkt es schädigend auf den gesunden Organismus,
in geringen Dosen heilend auf den kranken. Denn der
kranke Organismus gehorcht gleichen Gesetzen wie der
gesunde; jeder Körper versucht die krankhaften Störungen
zu beseitigen und die Aufgabe des Arztes ist es, falls er
die Ursache der Störungen nicht mehr entfernen kann,
und das kann er leider nur in sehr wenigen Fällen, die
Reaktionen des Körpers zu unterstützen. In welcher Weise
nun die von dem Licht in angemessener Dosis ausgelösten
Veränderungen des Körpers, die vermehrte Schweissbildung,
die Eindickung der Gewebe, die stärkere Durchblutung
der Haut und dadurch veränderte Durchblutung der inneren
Organe, die Beeinflussung der blutbereitenden Gewebe,
die erleichternde Wirkung auf die Vorgänge im Gehirn, die
vertiefte Atmung, die allgemeine Stoffwechselbeeinflussung,

die erhöhte Photoaktivität des Blutes, auf Allgemeiner-
krankungen oder Erkrankungen bestimmter Organe wirken,
wäre für jede einzelne Krankheit nach allen Richtungen
klinisch und wo irgend möglich experimentell zu prüfen,
ehe wir von einer wissenschaftlichen Anwendung der Sonnen-
therapie reden dürften. Solange wir solche Kenntnisse
nur im geringen Umfange besitzen, werden wir vorwiegend
auf die Erfahrung und was dabei unerlässlich ist, auf die
genaueste Kontrolle jedes Kranken in Bezug auf seine
Herz-, Nieren-, Lungen-, Nerventätigkeit etc. angewiesen
sein, damit nicht durch wahllose Anwendung des Arznei-
mittels, in diesem Fall des Lichtes, schädliche Folgen
eintreten. Eine solche Kontrolle wird aber von einem
tüchtigen, mit allen diagnostischen Hilfsmitteln vertrauten
Arzte stets besser ausgeübt werden können, als von einem
noch so erfahrenen Laien. Nicht eines oder das andere,
sondern beides ist nötig. Feine Beobachtungsgabe und
grosse Erfahrungen machen den Heilkünstler, grosses Wissen
den Gelehrten, Kunst und Wissen machen den wahren
Arzt. Als Nichtkliniker kann ich auf die für die Sonnen-
therapie in Betracht kommenden Krankheiten nicht näher
eingehen, sondern will nur betonen, dass gerade Stoff-
wechselkrankheiten, wie z. B. die Gicht, ferner chronische Erkrankung der Gelenke, chronische Erkrankungen der Lunge
einer solchen unterstützenden Behandlung durch das Licht
zugängig erscheinen. Bei der Wertschätzung der sogenannten
Licht- und Luftbäder muss natürlich immer berücksichtigt
werden, dass neben dem Licht der Luft ein mindestens
ebenso grosser, ja vielleicht grösserer Einfluss auf die Haut
und den ganzen Organismus zugesprochen werden muss.
Diese beiden Wirkungsgebiete greifen aber so stark
ineinander, dass es überhaupt schwer hält, im einzelnen

Falle den wahren Heilfaktor zu analysiren. Nur für die
sichtbaren Erkrankungen der Haut ist z. B. das Wirkungs-
gebiet des Lichtes als Heilfaktor klinisch und experimentell
sichergestellt worden. Unter diesen von dem Licht günstig
beeinflussten Hauterkrankungen sollen vor allem die Tuber-
kulose der Haut und der Krebs der Haut als die beiden
gefürchtetsten Erkrankungen genannt sein. Es ist das ein
nicht hoch genug anzuschlagendes Verdienst des früh ver-
storbenen F i n s s e n, dass er die von mir früher geschilderte
entzündliche Reaktion, welche das blauviolette Licht an
der Haut hervorruft, dazu benutzte, um bei Erkrankung
der Haut durch die gleiche Reaktion eine Heilung herbei-
zuführen. In der Tat ergaben sich überraschende Resultate,
und es unterliegt wohl keinem Zweifel, dass die Behandlung
des Gesichtslupus durch das konzentrierte Sonnenlicht oder
das ihm nahe stehende elektrische Bogenlicht allen andern
Behandlungsmethoden weit überlegen ist, denn nur mit
diesen Methoden ist man in der Lage, bei dieser sonst so
furchtbar entstellenden Erkrankung des Gesichts einiger-
massen zufriedenstellende kosmetische Resultate zu erzielen.

In der gleichen Weise günstig wirken die ultravioletten
Strahlen, wenn sie in konzentrierter Form die Gewebe treffen,
auf die bösartigen Geschwülste, die sogenannten Krebse der
Haut. Freilich hat sich gezeigt, dass gerade hier eine ganz
andere Art von unsichtbaren Strahlen, nämlich die sogenannten Röntgenstrahlen, weit bessere Resultate erzielen,
da dieselben eine viel grössere Tiefenwirkung aufweisen.

Bleiben wir jedoch zunächst bei den ultravioletten
Strahlen des Sonnenlichtes stehen, so fragt sich nun,
wie die eigenartige heilende Wirkung des Lichtes auf-
zufassen ist. Für den Lupus der Haut, welcher bekanntermassen durch das Eindringen des Tuberkelbazillus

bedingt ist, sowie für manche andere parasitäre Haut-
krankheiten, bei denen sich gleichfalls das Sonnenlicht als
ein sehr wichtiger Heilfaktor erwiesen hat, lag der Gedanke
nahe, dass das Licht direkt die Bakterien abtötete, wie
es ja ausserhalb des Menschen nachgewiesen war. Diese
Vorstellung hat sich jedoch als irrig erwiesen, insofern es
nicht gelingt, die Bakterien bis zu einer genügenden Tiefe
in der lupös erkrankten Haut durch eine für die benach-
barte Haut des Kranken gefahrlose Belichtung abzutöten,
wie man das leicht an herausgeschnittenen Gewebstücken
experimentell zeigen kann. Vielmehr ist der Vorgang ein
sehr viel komplizierterer, insofern die Zellen, welche das
lupöse Gewebe zusammensetzen, sich als sehr viel empfind-
licher gegen die ultravioletten Strahlen herausgestellt haben,
als die Zellen des gesunden Gewebes und nun durch eine
für die gesunde Haut unschädliche Beleuchtung schon geschädigt werden. Man kann es auch so ausdrücken, dass
diese krankhaften Zellen sehr leicht am sogenannten Sonnen-
brand zugrunde gehen. Jedes Absterben von Zellen im
menschlichen Organismus bedingt nun aber eine heftige
Reaktion des umliegenden gesunden Gewebes, aus dessen
Spalten und Gefässen Zellen und Flüssigkeit in den ab-
gestorbenen Bezirk vordringen, um diesen aufzulösen und
durch normales Gewebe wieder zu ersetzen. Nun wissen
wir aber, dass solchen Zellen und auch der Blutflüssigkeit
die Fähigkeit der Abtötung von Bakterien, bezw. die Eigen-
schaft, solche Bakterien aufzufressen, zukommt. Und diese
Ueberschwemmung des geschädigten Gewebes mit derartigen Stoffen und Zellen bedingt wohl in letzter Linie den
Untergang der an und für sich schon geschwächten Tu-
berkelbazillen. Da nun die Lichtstrahlen nur die krankhaften Zellen schädigen, so werden dieselben in einer für

die menschliche Kunst in keiner Weise nachahmbaren
spezifischen Form beseitigt, während die früher ange-
wandten Methoden des Herausbrennens der Lupusknötchen
als eine ganz grobe Methode dagegen bezeichnet werden
muss. Wenn man ausserdem bedenkt, dass diese Behandlung nahezu schmerzlos verläuft, so wird ihr grosser
Vorzug gegenüber den chirurgischen Methoden einleuch-
tend genug sein. Noch ist bemerkenswert, dass man
auch die gelbroten Strahlen des Sonnenlichtes für die
Heilung erkrankter Haut nutzbar zu machen gesucht hat,
indem man die schon früher erwähnte merkwürdige Eigen-
schaft fluoreszierender Substanzen, z. B. des Eosins, benutzte, um dadurch die chemische Wirkung der Strahlen
zu steigern. So hat man die erkrankten Hautstellen mit
Eosinfarbe bedeckt und dann die Kranken dem gewöhnlichen grellen Sonnenlicht ausgesetzt und auch wirkliche
Heilungen damit erzielt, wenn die Ergebnisse auch nicht
so befriedigende und so zuverlässige sind wie bei der Behandlung mit konzentrierten ultravioletten Strahlen. Da die
gelbroten Strahlen auch tiefer in den Organismus eindringen,
so hat man sogar versucht, bei Tieren, welche an Protozoen-
infektionen erkrankt waren, z. B. an Trypanosomen, welche
beim Menschen die sogenannte Schlafkrankheit verursachen,
durch Injektion von Eosin in die Gewebe und in das Blut
und Belichtung der Tiere im hellen Sonnenschein die Krankheit zu koupieren, was allerdings nur in den Anfangs-
stadien derselben gelungen ist.

Ueberblicken wir noch einmal die heilenden Wirkungen,
welche das ultraviolette Licht auf die Haut ausübt, so
fällt uns sofort auf, dass diese Heilungen gerade dadurch
zustande kommen, dass das Licht die geschwulstmässig
wachsenden Zellen, die schnell wachsen und die sich schnell

vermehren, schädigt, und Experimente an Froscheiern haben diese hemmende, ja abtötende Wirkung der ultravioletten Lichtstrahlen an dem sich teilenden Ei bestätigt. Noch stärker kommt diese, fast möchte man sagen elektive Wirkung auf wachsende Zellen bei den den ultravioletten Strahlen verwandten Röntgenstrahlen zum Ausdruck. Ich will auf diese Strahlen, von deren merkwürdigem Wesen Sie genügend gehört haben werden, nicht genauer eingehen, möchte nur hervorheben, dass man noch besser als für das Licht eine förmliche Skala von Zellen aufstellen kann, von den Knochenzellen, den Sehnenzellen und andern angefangen, die sich als sehr wenig empfindlich erweisen, bis zu den Zellen der Gefässe, der blutbereitenden Organe, der Geschlechtsdrüsen hin, welche ganz besonders empfindlich gegen die Einwirkungen der Röntgenstrahlen sind. So hat man beobachtet, dass bei den Arbeitern in den Röntgenröhrenfabriken, welche sich den Strahlungen ungeschützt ausgesetzt haben, die Zeugungsfähigkeit völlig verloren gegangen war, und das Experiment wie klinische Beobachtungen haben gezeigt, dass auch die weibliche Keimdrüse durch die Röntgenbestrahlung in ihrer Funktion völlig vernichtet werden kann. So gefährlich gerade bei dem männlichen Geschlecht die ungeschützte Exposition gegen die Röntgenstrahlen werden kann, so erfolgreich wäre vielleicht beim weiblichen Geschlecht die Behandlung mit Röntgenstrahlen in den Fällen, wo die Funktion der Keimdrüse, welche nicht selten schwere Gesundheitsstörungen bei der periodischen Geschlechtstätigkeit des Weibes bedingt, aufgehoben werden soll, ohne dass die operative Entfernung, welche meist schwere Ausfallserscheinungen nach sich zieht, nötig ist. Noch interessanter sind aber die Einwirkungen auf die blutbereitenden Organe, bei denen gerade genauere

Untersuchungen gezeigt haben, dass ganz bestimmte Blut-
körperchenarten an ihren Geburtsstätten im Knochenmark
und in der Milz vernichtet werden, während andere am Leben
bleiben, sodass dadurch das gesamte Blutbild eine völlig
andere Beschaffenheit erlangt.

Berücksichtigt man endlich, dass auch die Röntgenstrahlen eine ganz besondere Wirkung auf die Zellen bös-
artiger Geschwülste, Krebse, Karzinome und Sarkome ausüben, sodass man schon die merkwürdigsten Heilungen, wenn
auch bis jetzt nur bei mehr oberflächlichen Krebsen erzielt
hat, so kommen wir zu dem Resultat, dass die ultra-violetten
Strahlen des Sonnenlichts und die ihnen in der Wirkung
verwandten Röntgenstrahlen gerade auf jene Zellen ihre
Hauptwirkung entfalten, welche sich in einer besonderen Ver-
mehrungstätigkeit befinden. Und wenn wir uns schliesslich
fragen, wie denn nun eigentlich die letzten Wirkungen
der Lichtstrahlen zu erklären sind, so erhebt sich zunächst
das Problem, warum gerade die wachsenden und sich
teilenden Zellen von den Lichtstrahlen, sei es im günstigen
Sinne bei geringfügigen Dosen, im ungünstigen Sinne
bei stärkeren Dosen beeinflusst werden. Diese Frage ist
leider noch ungelöst. Wenn wir sie lösen wollen, müssen
wir auf diejenigen Wirkungen des Lichtes zurückgreifen,
die an einfacheren chemischen Substanzen, Gasen, Flüssigkeiten und festen Körpern nachgewiesen sind. Wir stellen uns
heute vor, dass mit jedem Atom Elektronen, d. h. elektrische
Elementarquanten verbunden sind, die in regelmässigen
Perioden Schwingungen ausüben. Die Lichtstrahlen, welche
ja nichts andres wie periodische Schwingungen des Aethers
sind, verstärken nun diese Oscillationen, wenn sie gleiche
oder in einfachen Beziehungen stehende Perioden besitzen.
Dabei wandelt sich die Aetherschwingung in die vermehrten

Oscillationen der Elektronen um, sie verschwinden in dem Atom, werden absorbiert. Nur solche Lichtstrahlen, welche absorbiert werden, können demnach chemische Wirkungen ausüben. Je stärker nämlich die Oscillationen der Elektronen werden, um so leichter können sie gelockert oder ganz in Freiheit gesetzt werden. Das Freiwerden negativer Elektronen, welches besonders bei Metallen unter dem Einflusse des Lichtes beobachtet worden ist, wird auch als photoelektrischer Effekt bezeichnet. Die Lockerung und das Freiwerden der Elektronen bedingt aber die Möglichkeit der Umlagerung von Atomen und Molekülen, beschleunigt somit zahlreiche physikalisch-chemische Prozesse, wie z. B. die Kristallisation, die Polymerisierung, vor allem aber die Jonisierung von Gasen und Flüssigkeiten, die Bildung von Ozon, wodurch eine erhöhte Oxydation der dem Ozon zugänglichen Körper ermöglicht wird, erleichtert die Uebertragung von Jonenladungen in Lösung von Elektrolyten. Uebertragen wir diese Anschauung von der Elektronenverschiebung durch das Licht und der dadurch bedingten Beschleunigung chemischer Prozesse auf das Protoplasma der Zelle, so müssen wir zunächst nachweisen, dass das Protoplasma die Lichtstrahlen wirklich absorbiert. Für die ultravioletten Strahlen hat Hertel diese Absorption mit dem Engelmannschen Mikrospektrometer an den grossen Pigmentzellen verschiedener Cephalopoden nachgewiesen. Diese Zellen waren aber ausserdem verschieden pigmentiert, die einen gelb, die anderen rot. Die ersten wurden nun durch blaue, die letzteren durch gelbe Strahlen zur Aktion gebracht, d. h. jedes Mal durch die Strahlen, welche auch von dem Pigment absorbiert wurden. Es besitzen also bestimmte Zellen des tierischen Körpers Farbstoffe, die ausschliesslich der Absorption bestimmter Strahlen dienen und ähnlich wie die künstliche Beimischung sensibilisierender Substanzen die Zellen für die betr Lichtstrahlen empfindlich machen.

Wie wirkt nun das absorbierte Licht? Da sich bei den meisten Versuchen über die Abtötung von Bakterien und Bakteriengiften die Gegenwart von Sauerstoff notwendig erwies, so lag es nahe, alle Wirkungen des Lichtes auf eine Jonisierung des Sauerstoffs, der in allen Zellen vorhanden ist, und eine dadurch bedingte beschleunigte Oxydation oder auf abnorme Oxydationsprozesse zurückzuführen. Die Möglichkeit, dass das Licht nur durch die Ozonisierung des Sauerstoffs oder durch die ionisierenden Vorgänge an sonstigen Gasen oder einfachen Flüssigkeiten im Protoplasma seine Wirkung entfaltet, muss zugegeben werden. Es ist aber nicht ausgeschlossen, dass die Lichtstrahlen auch direkt an andern Substanzen, die im Protoplasma in irgend einer Form gelöst sind, wie z. B. an den Fetten und Kohlehydraten, angreifen, zumal Lichtwirkungen an Fettkörpern ausserhalb des Organismus im Sinne einer Polymerisierung oder Labilisierung gegenüber Oxydationsprozessen wiederholt festgestellt worden sind. Freilich müsste geprüft werden, wie weit bei diesen Umwandlungen nicht der Luftsauerstoff seinerseits eine aktive Rolle spielt. Für die photoelektrischen Effekte an Metallen weist Thomsen die mitwirkende Rolle des Sauerstoffs, wenigstens für einzelne Fälle, entschieden ab. Sollten derartige direkte Wirkungen an bestimmten Fettkörpern erwiesen werden, so liesse sich die Tatsache, dass bestimmte lecithin- und glykogenreiche Zellen sehr früh erkranken, noch leichter verständlich machen. Da nun Lecithine und Terpene in alkalischen Medien bei langsamer oxydativer Zersetzung selbstleuchtend werden, so hat man darin eine Erklärung für die unter der Belichtung sich einstellende Photoaktivität zu finden geglaubt. Durch Einführung von belichtetem Lecithin und dessen Zersetzungsprodukt, dem Cholin, hat man im Tierkörper ähnliche Wirkungen zu erzielen vermocht, wie durch Röntgenbestrahlung. Ob es sich wirklich um gleiche Wirkungen handelt, insbesondere ob von diesen Präparaten eine Strahlenwirkung ausgeht, muss weiteren Untersuchungen überlassen bleiben.

Schliesslich müsste man zur Erklärung der Lichtwirkung auch noch die Beeinflussung intracellulärer Fermente heranziehen. Dass eine solche Beeinflussung ausserhalb des Tierkörpers statthat, weiss man. Wie sie zu Stande kommt und ob sie auch in den lebenden Zellen möglich ist, weiss man nicht. Sie sehen, dass uns das Licht noch eine Fülle von Rätseln aufgibt, und mein Vortrag sollte Ihnen nur zeigen, mit welcher Mühe man versucht hat, ein wenig Licht in das Dunkel dieser Lichtstrahlen zu bringen.

www.ingramcontent.com/pod-product-compliance
Lightning Source LLC
Chambersburg PA
CBHW021719210326
41599CB00013B/1698